Depressionen überwinden

Wie Sie die Ursachen Ihrer Depression endlich aufdecken und Schritt für Schritt beseitigen

inkl. der besten praktischen Strategien zum Umgang mit Depressionen

Elena Würdig

초 INHALT

Ausblick

Ziel des Buches

DAS ERWARTET SIE IN DIESEM BUCH

Herzlich willkommen! Schön, dass Sie sich entschieden haben, etwas mehr über sich und Ihre Gedanken zu lernen. Es mag vielleicht ein langer Prozess gewesen sein oder doch nur ein intuitiver Griff ins Bücherregal Ihres vertrauten Buchladens. Dieser erste Schritt kann schon viel bedeuten und ist auch das erste Puzzlestück für eine Veränderung. Für manch einen mag das Wort Veränderung große Bedeutung haben und auch möglicherweise negativ konnotiert sein. Auch genau hier möchte ich mit diesem Buch ansetzen. Allen, die Angst vor dem großen Berg der Veränderung haben oder viele negative Erfahrungen mit

Veränderungen gemacht haben, möchte ich diese nehmen und helfen, step by step ihrem Ziel näher zu kommen. Der Weg wird natürlich kein einfacher werden, dennoch führt der Weg zum Ziel. Jede Veränderung bringt Arbeit mit sich, aber dies muss nicht bedeuten, dass sie eine Bewertung bekommen muss. Schritt für Schritt werden Sie mithilfe dieses Buches dieses Ziel erreichen. Danke, dass ich Sie dabei begleiten darf.

Das große Ziel: Den negativen Gedanken ein Ende zu setzen, sich von unserer Persönlichkeit zu verabschieden oder vielleicht unsere negativen Gedanken neu kennenzulernen und dadurch eine bessere Basis für unsere mentale Gesundheit zu finden. Dieses Buch wendet sich also primär an die Personen, die sich oft dabei erwischen, negative Gedanken in sich zu tragen. Es kann aber auch für Menschen interessant sein, deren Umfeld vielleicht von diesem Charakterzug geprägt ist. Die Eltern, die eigenen Kinder, Arbeitskollegen, die beste Freundin, die Nachbarin... So viel steht fest: Es sind mehr Personen betroffen, als wir mitbekommen. Doch auch heute noch ist es in der Gesellschaft nicht gern gesehen, negative Gedanken auszudrücken, sondern es gilt, den Schein zu wahren. Aber ich muss Sie leider enttäuschen. Das Leben ist nicht perfekt und auch genau so wenig ist es unsere mentale Gesundheit. Es ist in Ordnung, sich dessen zu bekennen. Es ist in Ordnung, festzustellen, dass an einigen Tagen mehr die negativen Gedanken überwiegen. Das Wichtigste ist, dass diese Erkenntnis viel ins Rollen bringen kann. Sie kann Sie neu definieren und Sie können Ihre Gedanken wieder in Balance bringen. Dafür sollten Sie zunächst einmal den gegenwärtigen Zustand wahrnehmen. Wer bin ich momentan? Was stört mich derzeit an meinem psychischen Wohlbefinden? Was möchte ich in Zukunft erreichen, um diesen Zustand zu verbessern?

HINTERGRUND DIESES BUCHES

Diesem Buch liegen wissenschaftliche Beobachtungen und Erkenntnisse zugrunde. Eine große Bedeutung hat aber auch hier die persönliche Erfahrung, auch die, die ich mit anderen Menschen gemacht habe. Der Umgang meiner Mitmenschen mit negativen Gedanken und der gegenseitige Austausch darüber. Vor diesem Hintergrund ist es wichtig, zu erwähnen, dass es kein Richtig oder Falsch gibt. Gefühle können nicht objektiv bewertet werden, jede/r darf und soll seine Gefühle einordnen, wie er/sie sich damit gut fühlt. Während ein Gedanke für den einen oder die eine positiv sein kann, kann er für den anderen oder die andere ein purer Albtraum sein. Das ist auch in Ordnung und in diesem Sinne ist es wichtig, ehrlich mit sich selbst zu sein und auch die subjektive Wahrnehmung ernst zu nehmen.

Es geht auch nicht darum, von heute auf morgen alles zu verändern. Es geht darum, mit kleinen Schritten zu beginnen, diese zu reflektieren und auf jeden einzelnen Schritt, den man geht, stolz zu sein. Es ist ein Prozess, sich noch einmal neu zu strukturieren. Nehmen Sie sich die Zeit und haben Sie Geduld mit sich. Schenken Sie sich selbst Vertrauen und versuchen Sie, den Weg zu gehen. Allerdings ist hier darauf hinzuweisen, dass dieses Buch nicht für Menschen geeignet ist, die sich in einem starken psychischen Ungleichgewicht befinden oder bei denen bereits eine psychiatrische Diagnose festgestellt wurde. In diesem Fall kann ich Ihnen nur ans Herz legen, sich professionelle Hilfe zu suchen, z. B.

einen Psychotherapeuten oder Psychiater.

Depressivität

WAS IST DEPRESSIVITÄT?

Die Ursache für Depressivität findet sich in biologischen oder psychischen Faktoren. Unter biologischen Faktoren versteht man, dass bestimmte genetische Dispositionen oder hormonelle Einflüsse bestehen, die die Wahrscheinlichkeit erhöhen, depressive Symptome zu entwickeln. Belastende Erlebnisse, Persönlichkeitsfaktoren oder erlerntes Verhalten zählen zu den psychischen Faktoren, die depressive Symptome verstärken können. So kann man ebenfalls eine Neigung zur Depression verspüren, wenn dies schon bei der Mutter auftrat. Die Depressivität ist vom Begriff der Depression abzugrenzen. Depressivität ist in dem Sinne eher als eine depressive Verstimmung zu verstehen. Es ist eine Reaktion auf eine aktuell belastende Situation, wie beispielsweise auf Stress, finanzielle Sorgen, Misserfolg oder ein Konflikt mit Mitmenschen. Eine Depression entsteht wiederum erst dann, wenn die depressive Verstimmung mehr als zwei Wochen andauert und wenn viele verschiedene Belastungsfaktoren zusammenkommen. Meistens sind hier die negativen Gedanken und Gefühle auch länger und stärker ausgeprägt als bei der klassischen Depressivität.

Depressivität ist bei betroffenen Personen damit verbunden, dass sie unter gedrückter Stimmung, Interessenverlust und einer Verminderung des Antriebs leiden. Oftmals verspüren Personen mit Symptomen der Depressivität weniger Lebensfreude und somit auch weniger Lust an Dingen, die zuvor bei ihnen positive Gefühle ausgelöst haben. Mehr und mehr fällt es ihnen schwer, sich über die kleinen Dinge im Leben zu freuen, wie über einen Blumenstrauß vom Lieblingsfloristen. Allmählich genügen auch große Dinge nicht mehr. Der geliebte Sommerurlaub macht auf einmal weniger Spaß und die Vorfreude wird zum Stressor. Der Versuch, sich auf die Arbeit zu konzentrieren, scheitert. Eine E-

Mail muss immer wieder gelesen werden und doch weiß man am Ende nicht, was drinstand. Auch die Gespräche mit dem besten Freund werden zur kognitiven Herausforderung. Was hat er gerade noch einmal gesagt? Die Gedanken sind verstreut und es fällt schwer, klar zu denken. Der Einkauf ist nur noch mit der zuvor verfassten Liste möglich, weil sonst der Apfel fürs tägliche Müsli fehlt.

Abends liegt man da, vollkommen erschöpft und findet doch keinen Schlaf. Tausend Gedanken schwirren herum und sind nicht zu bändigen. Jeder Gang zum Klo wird zum Zeichen, dass erneut Zeit vergangen ist, in der Sie nicht in den Schlaf gefunden haben. Morgen steht doch noch so viel an. Die To-do-Liste ist lang, Familie und Arbeitskollegen brauchen mich doch! Ich kann es mir nicht leisten, einen Fehler zu machen. Das Gedankenkarussell läuft auf Hochtouren. Gerade in den Schlaf gefunden, weckt Sie schon das nächste Geräusch und es ist gerade mal 5.00 Uhr. In einer Stunde würde schon der Wecker klingeln. Es lohnt sich gar nicht mehr, sich hin und her zu wälzen. Am Nachmittag folgt das Tief, der extrastarke Kaffee ist die einzige Möglichkeit rauszukommen, um weiter funktionieren zu können, ein Teufelskreis. Plötzlich kommen die Zweifel hoch, denn es fühlt sich nicht mehr so an, als wäre man robust. Es fällt Ihnen immer schwerer, Dinge neu aufzunehmen und Sie haben das Bedürfnis nach Ruhe und Alleinsein. Der Selbstwert wird immer geringer, der Vergleich mit den Mitmenschen immer größer. Warum fällt mir alles so schwer, was anderen so leichtfällt? Viele weinen, wenn sie genau das bemerken.

Trotz vieler Anstrengungen entspricht man plötzlich nicht mehr den eigenen oder den Erwartungen anderer. Das führt dazu, dass man sich weniger wert und unzureichend fühlt, eine Art Schamgefühl kocht hoch. Der Druck steigt und die Anzahl der Selbstvorwürfe ebenfalls. Was stimmt nicht mit mir? Reiß dich doch mal zusammen! Selbst die eigenen Bedürfnisse werden zweitrangig. Das Essen schmeckt nicht mehr so gut, Gerüche werden weniger intensiv erlebt. Der Antrieb zum Kochen fehlt. Das Essen kann aber zum Kompensationsmittel werden, es wird benutzt, um wieder Gefühle der Kontrolle zu verspüren. Man nutzt es, um sich gut zu fühlen. Allerdings wird auch nach dem fünften Schokoladenriegel das Gefühl nicht besser und hinterher fühlt man sich doch nur schlecht, weil die Waage nun eine andere Zahl anzeigt. Der Sex mit dem Partner wird zur Verpflichtung, um den anderen nicht zu enttäuschen. Die Libido ist vertagt. Der Spaß fehlt, stattdessen kreisen die Gedanken um die Sorgen des vergangenen oder anstehenden Tages.

Auswirkung von Depressivität

SOZIALE ISOLIERUNG

Nicht immer werden die Veränderungen, die man selbst durchlebt, in der Familie, Ehe oder im Freundeskreis willkommen geheißen. Sie werden auf Widerstand gestoßen sein und wenig Verständnis gefunden haben. Es kann ein Anlass gewesen sein, auf Abstand zu gehen und sich von den Mitmenschen zu entfernen, die Ihnen dieses Gefühl vermitteln. Das soziale Umfeld ist irritiert und verändert sein Verhalten Ihnen gegenüber. Infolgedessen ziehen Sie sich lieber aus Furcht vor Vorwürfen zurück, weil Sie bei dem regelmäßigen Kaffeetreff erneut geistig abwesend waren. Ihr Bedürfnis nach Ruhe wird größer. Nur wenige können Sie verstehen und jegliche Treffen werden zur Qual. Eine Qual, weil Sie überfordert sind, überflutet von Reizen und Ihrer eigenen Präsenz. Dabei kann es passieren, dass es Ihnen noch schlechter ergehen wird, denn eines steht fest, der Mensch ist ein soziales Wesen. Ihm geht es schlecht, wenn er ausgegrenzt wird, auch wenn er vielleicht gar nicht allein ist. Bereits das Gefühl von Einsamkeit beeinträchtigt den Menschen in seinem Verhalten und in seiner mentalen Gesundheit. Eine Folge dessen können ein geschwächtes Immunsystem, erhöhter Blutdruck, eine höhere Konzentration des Stresshormons Cortisol und eine Herabsetzung der geistigen Fähigkeiten sein.

Sobald sich der Mensch einsam fühlt, kann sich auch seine Wahrnehmung bezüglich anderer Menschen verändern. Die Interpretation der Handlungen anderer verändert sich, das Gegenüber wird unter Stress als Bedrohung betrachtet. Auch die Mitmenschen ändern dementsprechend ihr Verhalten, denn auch sie werden distanzierter und ablehnender. Man selbst erlebt folglich seine Vorsicht und sein Misstrauen gegenüber anderen als bestätigt.

BERUFLICHE
LEISTUNGSFÄHIGKEIT

Die Motivation ist im Keller, die E-Mails werden immer mehr und der Chef übt viel Druck aus. Dazu kommt noch, dass Ihre Stimmung den Tiefpunkt nahezu erreicht und die Anspannung von Tag zu Tag zunimmt. Sie wollen, aber irgendwie können Sie nicht. Ihre Tatkraft ist wie verschwunden. Ihre Fehlerquote erhöht sich, obwohl Sie doch alles geben. Arbeitskollegen kommen schon auf Sie zu und zu guter Letzt auch noch Ihr Chef. Er bemängelt Ihr doch zuvor vorhandenes Durchhaltevermögen. Eine Stärke, die er bei Ihnen doch so geschätzt hat. Unter großer Kraftanstrengung versuchen Sie gute Miene zu behalten, Begründungen für Ihr Verhalten in den letzten Tagen oder sogar Wochen zu finden. Um das Leistungsdefizit in einer Art und Weise zu kompensieren, handeln Sie entgegen Ihrer eigenen Bedürfnisse. Körperliche Signale und eigene Gefühle werden unter den Tisch gekehrt, mit der Angst, ansonsten den Job zu verlieren. Manchmal kommt es auch zum gegenteiligen Prozess, die unterdrückten Gefühle und Versagensängste werden zum Treibstoff der Maschine.

KÖRPERLICHE AUSWIRKUNGEN

Depressionen oder allein depressive Verstimmungen haben nicht nur Auswirkungen auf die mentale Gesundheit, sondern haben auch einen großen Einfluss auf unser körperliches Wohlbefinden. Dies kann verschiedene Organbereiche, das Herz-Kreislauf-System und das Immunsystem betreffen. Aufgrund der höheren Konzentration der Stresshormone im Körper, steigt zudem auch das Risiko der Entzündungsprozesse, die bei Nichtbeachtung auch chronisch werden können. Diese Entzündungen können bösartige Erkrankungen begünstigen oder verstärken. Es besteht also eine große Verknüpfung zwischen psychischem und physischem Befinden. Oftmals geht eine innere Anspannung mit depressiv verstimmten Gedanken einher, die einen höheren Muskeltonus bedingen kann. Dieser wiederum begünstigt jegliche Verspannungen, zumeist im Kopf- und Nackenbereich, aber auch Beklemmungsgefühle in der Brust, Herzrasen oder ein Stechen in der Brust sind Folgen dessen. All diese körperlichen Symptome finden ihren Ursprung im subjektiv wahrgenommenen Dauerstress. Hierbei ist es wichtig, auf die subjektive Wahrnehmung hinzuweisen. Lassen Sie sich nicht von anderen Menschen kleinreden, in dem was sie fühlen. Jede Situation oder jeder Gedanke, die oder der für sie negativ behaftet ist, wird von Ihnen auch genauso wahrgenommen, auch wenn es für Außenstehende unverständlich erscheinen mag. Viele der Betroffenen klagen neben dem Gefühl der Angespanntheit auch über gastrointestinale Beschwerden. Wenn die Seele belastet ist, kann es leicht zu Verstopfungen, Darmverstimmungen, Blähungen, Durchfall oder Übelkeit kommen. Genau diese Symptome kennt jeder von uns, spätestens beim ersten Liebeskummer. Wichtig hierbei ist, die vermeintlichen Zipperlein wahrzunehmen und zu beseitigen. Vielen ist unklar, dass eben diese depressiven Verstimmungen die Beschwerden mit verursachen.

GEFÜHL DER EINSAMKEIT ABLEGEN

Vielleicht sind Sie alleinstehend, haben gerade eine Trennung hinter sich oder der Zustand des Alleinseins ist kein Neuland für Sie. Vielleicht fällt es Ihnen gerade schwer, allein zu sein und auch allein glücklich zu sein. Vielleicht ist dies ein Grund, dass Sie zu diesem Buch gegriffen haben und von vielen negativen Gedanken geprägt sind. Vielleicht sind Sie der Meinung, dass der Ursprung Ihrer vermeintlich negativen Gedanken in der Einsamkeit liegt. Oder sind es eventuell doch die negativen Gedanken und der Gemütszustand, die Sie davon abhalten, Liebe und Freude in zwischenmenschlichen Beziehungen zu erleben? Es könnte sein, dass diese negativen Gedanken Ihr Wesen verändert haben und es nicht mehr strahlen lassen. Das Gefühl des Alleinseins wird zum Gefühl der Einsamkeit.

Aber Obacht: Zwischen den beiden Begriffen besteht ein beachtlicher Unterschied, obwohl sie doch so ähnlich erscheinen. Wer allein ist, ist nicht einsam. Schon Goethe stellte fest: „Um die Einsamkeit ist's eine schöne Sache, wenn man mit sich selbst in Frieden lebt und was Bestimmtes zu tun hat." Das Alleinsein ist lediglich ein Zustand wie der alleinige Gang zur Arbeitsstelle, die alleinige Zeit im Auto oder der Besuch allein im Lieblingscafé. Alleinsein ist mit keiner Konnotation per se verbunden, es kann positive, aber auch negative Emotionen hervorrufen. Jedoch beruht der Begriff des Alleinseins auf Freiwilligkeit. Sie entscheiden, ob Sie gerade allein sein wollen. Das Alleinsein lässt uns näher an uns selbst heran, wir können auf unsere Bedürfnisse hören, die eigenen Gefühle und Gedanken wahrnehmen und es lässt uns entscheiden, wonach uns gerade ist. Die Zeit mit uns allein gibt uns den Freiraum, den Tag oder auch die Wochen zu überdenken. Bin ich glücklich in meinem Beruf? Gebe ich meinem Partner genug oder gibt er mir genug? Was macht mich glücklich? Was brauche ich in nächster Zeit? Welchem Hobby möchte ich mal wieder nachgehen?

Sie können sich nur besser kennenlernen, wenn Sie sich die Zeit für sich allein nehmen. Mit dem Alleinsein wird man auch immer mehr erkennen, dass doch nur die eigene Präsenz zählt. Das eigene Wesen ist von niemandem abhängig, es braucht nur sich. Diese Erkenntnis ist für viele schwierig zu erlangen, denn wir befinden uns tagtäglich in sozialen Kontexten und gehen zwischenmenschliche Beziehungen ein, die uns vollkommen machen. Doch all diese zwischenmenschlichen Beziehungen sind nur bis zu einer bestimmten Intensität möglich, wenn wir nämlich auch unsere eigene Präsenz schätzen lernen. Nur Sie sind wichtig für Ihr eigenes Leben. Diese Worte mögen hart erscheinen, aber sie sind essentiell. Es ist eine Entscheidung, allein glücklich zu sein. Es ist Ihre Entscheidung, glücklich zu sein. Es vermag vielleicht Übung, aber schnell werden Sie feststellen, dass die Beziehungen zu den geliebten Menschen viel bereichernder werden, wenn Sie die Zeit auch nur mit sich selbst aushalten lernen. Visualisieren Sie sich immer wieder die folgenden Worte: Ich kann allein sein und ich bin glücklich mit diesem Zustand. Es gibt womöglich kein befreienderes Gefühl als der Gedanke, dass man nichts und niemanden braucht, um glücklich zu sein.

Einsamkeit hingegen ist mit einem negativen Zustand verbunden. Mittels Einsamkeit können wir keine Bereicherung empfinden, sie stärkt uns nicht, macht uns nicht glücklich, sondern lässt uns zweifeln. Es ist vielmehr ein subjektiv wahrgenommenes Gefühl. Auch hier sollte auf den Begriff der Subjektivität hingewiesen werden. Niemand kann Ihnen dieses Gefühl nehmen, es bagatellisieren und es objektivieren. Einsam ist auch jene/-r, die oder der negative Gedanken verspürt, wenn sie oder er sich in einem Saal voller Menschen befindet. Denn im

Grunde sind wir im heutigen Zeitalter nie allein. Wir können jederzeit unsere Mitmenschen per Telefon oder Nachricht erreichen, in den nächsten überlaufenen Supermarkt oder in den Park gehen. Einsamkeit repräsentiert das Gefühl der Verlassenheit, der Ablehnung und das des Ungeliebtseins. Einsamkeit ist ein komplexes Gefühl und kann in jeglichen Situationen auftauchen. Manchmal erleben wir das Gefühl der Einsamkeit bei unserem oder unserer Partner/-in, wenn er oder sie uns mal wieder nicht verstehen kann. Manchmal auch nur in ungewohnten Umgebungen. Es ist eine Reaktion auf Ereignisse, die wir so nicht kennen und welche neu für uns sind.

Einsamkeit ist unabhängig vom Alter oder der Lebenssituation. Sie tritt dann auf, wenn Sie sie zulassen. Vielmehr ist es ein Ringen nach Liebe, Zuneigung und Aufmerksamkeit, von anderen gesehen zu werden. Unabhängig davon, ob die negativen Gedanken Ihre Einsamkeit ausgelöst haben oder umgekehrt, wiegen beide Gefühlszustände schwer. Klar ist, dass sich diese beiden Gefühle wechselseitig beeinflussen und verstärken können. Bringt also das Gefühl der Einsamkeit auch gewisse Vorteile?

Man könnte ja vielleicht auch meinen, dass es ein Schrei nach Aufmerksamkeit sei, den man sonst nicht hören würde. Es ist für manche Menschen möglicherweise ein Weg, sich und die eigenen Gefühle mitzuteilen. Horchen Sie einmal in sich hinein, was Sie selbst für Vorteile verspüren, wenn Sie an das Gefühl der Einsamkeit denken. Vielleicht ist es auch gar nicht Ihr Thema. Dennoch probieren Sie es doch gern einmal aus. Abschließend kann es doch ermutigend sein, ein Gefühl der Einsamkeit ab und an zu verspüren. Es bereichert uns, denn nur so gelangen wir zu dem, wer wir eigentlich sind, zu dem, was uns ausmacht. Betrachten Sie die Begriffe Alleinsein und Einsamkeit differenziert und machen Sie sich erneut klar, was Sie weiterbringen wird. Alleinsein ist ein Privileg, sich zurückziehen zu können, Selbstfürsorge zu betreiben und tief in sich zu gehen. Der Begriff der Einsamkeit impliziert vielmehr die Ablehnung des Alleinseins. Genau das sollten Sie überdenken. Erkennen Sie die Kunst des Alleinseins.

SELBSTKRITIK

Niemand kennt Sie so gut wie Sie sich selbst. Niemand kennt Ihre Stärken und Schwächen so wie Sie selbst. Andere Menschen können sich zwar eine Meinung über Sie bilden. Du hast ein gutes Herz. Deine Figur hätte ich ja gern. Du bist immer so negativ. Sei doch mal optimistischer. Du jammerst immer so viel. Aber das heißt noch lange nicht, dass die Meinung anderer der Wahrheit Ihres Wesens entspricht. Nur Sie kennen alle Ereignisse, die in Ihrem Leben passiert sind und auch nur Sie wissen haargenau, wie Sie sich zu dem jeweiligen Zeitpunkt gefühlt haben. Genau deshalb ist es auch Ihre Entscheidung, ob Sie die Kritik anderer annehmen oder viel wichtiger: Sie entscheiden, wie Sie damit umgehen.

Neben der Kritik von anderen, haben Sie wahrscheinlich schon öfter Selbstkritik geübt. Also die Kritik, die wir uns selbst gegenüber haben. Ich mag mich nicht in dem Kleid. Warum bin ich immer viel schlechter als die anderen? Für diesen Job bin ich einfach zu blöd. Diese verletzende Kritik, egal ob Sie von Ihnen oder von anderen ausgeübt wurde, macht etwas mit Ihnen. Es kann sein, dass die Kritik einfach von Ihnen abprallt oder sie zum Zweifeln bringt. Diese Zweifel können in uns eine innere Anspannung hervorrufen, die viel Schlaflosigkeit und negative Gedanken mit sich bringt. Noch nachts, wenn der Körper erneut keine Ruhe findet, kommen die Vorwürfe hoch und werden zum Fokus der Gedanken. Denn persönlicher kann Ihr Gegenüber nicht werden, als Ihr eigenes Ich anzuzweifeln und dies macht den Umgang mit diesem schwer. Aber haben Sie auch einmal überdacht, dass der- oder diejenige, der oder die Kritik übt, sich selbst in seinen Gedanken spiegelt?

Ein jener, der vollkommen zufrieden und ausgeglichen ist, hat seinen Fokus in den positiven Gedanken und neigt weniger dazu, von dem Wesen eines anderen gestört zu werden. Er würde seine positiven Gedanken und Gefühle mit seinem sozialen Umfeld teilen. In der Realität wären es Komplimente, ein Lächeln, Freundlichkeit und gute Laune. Während der- oder diejenige, der oder die schlechte Laune hat und sich sowieso an Kleinigkeiten aufhält, auch dazu tendiert, durch das Wesen anderer gestört oder sogar angegriffen zu werden. Es ist natürlich einfacher und auch evolutionär gesehen ein Selbstschutz, zunächst die Kritik beim Gegenüber zu finden. Hier liegt jedoch der entscheidende Punkt. Es gibt einen Unterschied zwischen konstruktiver und verletzender Kritik. Letzteres sagt rein gar nichts über Sie aus und sollte von Ihnen schlichtweg ignoriert werden. Vielmehr ist hier die Basis die Verletzbarkeit des anderen, ihm oder ihr ist es nicht möglich, seine oder ihre Gefühle zu äußern und deshalb sucht er oder sie den Weg der Kritik. Genau wie andere verletzende Kritik ausüben, können Sie dies auch bei sich selbst tun. Doch auch diese Art von Selbstkritik wird Sie nicht weiterbringen, da sie lediglich Ihren Selbstwert erniedrigt und keinen Zugewinn von innerer Stärke mit sich bringen wird. Die Basis konstruktiver Kritik und auch Selbstkritik liegt vielmehr im Mitgefühl.

Es gibt zwei Wege, wie Sie mit Kritik umgehen können. Zum einen können Sie voller Wut und emotionsgeladen auf die Kritik anderer oder auch auf die von Ihnen ausgeübte reagieren. Ich hasse es an mir! Der ist doch selbst unzufrieden. Ihr könnt mich alle mal. Zum anderen können Sie Ihre oder die Worte des Gegenübers überdenken, was Sie trifft oder, auch anders ausgedrückt, triggert. Warum reagieren Sie darauf verletzt? Warum kommen negative Emotionen hoch? Gab es ähnliche Ereignisse in Ihrer Vergangenheit? Die Ursache Ihrer Verletzbarkeit könnte möglicherweise eine Bestätigung für Ihre eigenen Selbstzweifel sein. All die Eigenschaften, die Sie tagtäglich vor eine Herausforderung stellen, werden womöglich durch das Gegenüber bestätigt. Es gibt jemanden, der die Dinge erkannt hat, welche Sie zuvor noch nicht ausgesprochen oder sich eingestanden haben. An dieser Stelle ist es wichtig, sich die Worte des Gegenübers zu visualisieren. Sie sind kein Angriff, sie sind eine Bereicherung. Nur durch konstruktive Kritik werden Sie weiterwachsen können und sich Ihre Schwächen eingestehen können.

Lassen Sie die Emotionen zu, gestehen Sie sich ein, dass Sie von der Aussage verletzt sind. Es ist in Ordnung, Trauer zu empfinden, wenn die eigenen Schwächen bewusst werden. Aber es ist auch wichtig, die negativen Emotionen wieder gehen zu lassen und sie in positive Gedanken umzuwandeln. An dieser Stelle findet die positive Psychologie ihren Einsatz, die vom amerikanischen Psychologen Martin Seligman ins Leben gerufen wurde. Diese beschäftigt sich weniger mit den Defiziten eines Menschen und den Ursachen seines Unbehagens, vielmehr legt sie ihren Fokus auf die positiven Eigenschaften des Menschen. Sie fragt nach den Ressourcen des Individuums und den Möglichkeiten, ein glückliches Leben zu führen. Die Vergangenheit wird zwar in das Geschehen miteinbezogen, dennoch blickt sie in die Zukunft und betrachtet auch die negativen Gedanken als Ressource, um Lebensqualität und Freude zu steigern. Die positive Psychologie versucht also aus negativen und positiven Erlebnissen das Maximum an Potenzial zur Persönlichkeitsentwicklung zu finden. Die Kritik, die schmerzt und Zweifel hervorruft, kann also dafür genutzt werden, sich selbst herauszufordern. Sie erfordert den konstruktiven Umgang, indem man sie annimmt und nutzt, um persönlich zu wachsen. Ohne jegliche Kritik würden wir stagnieren und nicht in unser tiefes Bewusstsein gelangen. Wichtig ist aber, dass Kritik nicht dafür verwendet wird, dauerhaft negative Gedanken zu verspüren. Sie sollte in keiner Selbstsabotage oder Selbstzerfleischung enden. Voraussetzung für die eigene Selbstkritik sollte daher Selbstvertrauen sein. Vertrauen Sie sich selbst, dass Sie es schaffen werden, die Schwächen in positive Energie umzuwandeln und an sich selbst zu wachsen. Versuchen Sie es doch mal mit der 5-Finger-Methode. Jeder Finger repräsentiert einen der fünf Aspekte der Selbstkritik: konkret, wertschätzend, zielgerichtet, realistisch, motivierend. Im ersten Schritt sollten Sie Ihre Selbstkritik auf eine Situation oder eine Eigenschaft konkretisieren. Es wird Sie nicht weiterbringen, wenn Sie globale Selbstkritik, also die Verwendung generalisierender Aussagen, ausüben. Diese Art der Selbstkritik wird nur Ihren Selbstwert erniedrigen.

Geeignete Sprachmuster wären zum Beispiel: Weil ich nicht mehr joggen gehe, habe ich zu viel Energie, die nun herauswill, aber nicht kann. Im zweiten Schritt sollten Sie wertschätzend mit sich umgehen. Seien Sie milde mit sich und gestehen sich ein, dass Sie nicht immer perfekt sein können. Sie sind genug und tun genug. Erkennen Sie den Fehler, aber seien Sie auch nachsichtig und neigen Sie nicht dazu, sich weniger wertvoll zu fühlen. Es ist vollkommen natürlich, nicht perfekt zu sein, Ihre Persönlichkeit wird daran nicht scheitern. Geeignete Sprachmuster wären zum Beispiel: Es war falsch von mir, die E-Mail mit Fehlern herauszuschicken, dennoch bin ich weiterhin ein zuverlässiger Mensch. Im dritten Schritt sollten Sie zielgerichtete Selbstkritik äußern. Es genügt also nicht nur, den Fehler zu erkennen und sich dafür zu entschuldigen, sondern es sollte auch ein zielgerichtetes Verhalten damit verbunden sein. Aus der Selbstkritik sollte also hervorgehen, was Sie in Zukunft tun können, um die begangenen Fehler zu vermeiden. Geeignete Floskeln wären zum Beispiel: In der Zukunft trage ich mir die Termine in den Kalender ein, damit ich sie nicht vergessen kann. Im vierten Schritt liegt der Fokus in realistischen Aussagen. Machen Sie sich bewusst, ob die Selbstkritik, die sie geäußert haben, praktikabel und umsetzbar ist. Überdenken Sie die von Ihnen geäußerte Kritik und handeln Sie besser nicht vorschnell.

Geeignete Sprachmuster wären zum Beispiel: Ich werde es wahrscheinlich nicht schaffen, mir jeden Tag Zeit für mich selbst zu nehmen, aber dreimal die Woche werde ich sie mir nehmen. Im fünften und letzten Schritt geht es darum, die Motivation beizubehalten. Nehmen Sie sich kleine Ziele vor, die erreichbar erscheinen. Ein hoher Berg voller Arbeit an sich kann frustrieren und eher dazu führen, dass Sie schnell aufgeben. Viel wichtiger ist es, die kleinen Schritte zu schaffen und auf diese stolz zu sein. Geeignete Sprachmuster wären zum Beispiel: Ich werde meine negativen Gedanken nicht von heute auf morgen abstellen können, aber ich werde versuchen, jeden Tag ein paar Dinge aufzuschreiben, die ich heute genossen habe und wofür ich dankbar bin.

Strategien bei Depressionen

INNEREN FRIEDEN FINDEN: DU BIST NICHT PERFEKT

Seien Sie gut zu sich selbst. Schützen Sie sich selbst, um Ihre eigenen Potenziale ausschöpfen zu können. Es wird Ihnen nur möglich sein, ein Leben voller Glück, Vollkommenheit und Freude zu führen, wenn Sie einen Weg finden, mit negativen Gedanken umzugehen. Denn Sie werden immer Situationen erleben, in denen Sie mit negativen Gedanken konfrontiert werden. Diese Gedanken sind unumgänglich, jedoch kann man erlernen, mit ihnen umzugehen und sie so erträglich wie möglich zu machen. Es geht hier nicht darum, negative Emotionen zu unterdrücken, sondern sie in eine andere Form „umzuwandeln". Unterdrückte Emotionen sind hingegen eher eine schlechte Idee, denn sie führen lediglich zum gegenteiligen Effekt. Je mehr Unterdrückung Sie zulassen, desto sensibler werden Sie auch für negative Gedanken. Das kennen Sie vielleicht auch in zwischenmenschlichen Beziehungen, wenn Sie bestimmte Gedanken für sich behalten. Stellen Sie sich vor, Sie würde es enorm stören, dass Ihr/-e Mitbewohner/in oder Ihr/-e Partner/-in ständig sein oder ihr Geschirr in der Küche liegen lässt. Zu Beginn würden Sie darüber hinwegsehen, doch mit der Zeit stauen sich immer mehr Wut und Ärger in Ihnen auf. Nur zu gut kennt jeder von uns diese Situationen, bei denen irgendwann der Zeitpunkt gekommen ist, wo in einem Konflikt genau diese Punkte als Vorwurf gegen eine andere Person verwendet werden. Achten wir auf unsere eigenen Gefühle und lernen, wie wir sie verwenden können, so kommt es erst gar nicht zu einem „Ausbruch". Der erste Schritt zum inneren Frieden besteht darin, die negativen Emotionen, die in Ihnen stecken, zu akzeptieren. Dies wird es erleichtern, den eigenen Bedürfnissen nachzugehen.

Anhand der negativen Emotionen können wir erkennen, was wir brauchen und was uns beschäftigt. Wenn wir wissen, was wir brauchen und welche Eigenschaften uns prägen, so können wir angemessen auf sie reagieren und müssen uns keine Vorwürfe machen. Beispielsweise könnten wir uns immer wieder den Vorwurf machen, warum wir vollkommen erschöpft durch den Tag laufen. Wissen wir, dass wir zurzeit gestresst sind, nachts nicht in den Schlaf finden können, so können wir es auch akzeptieren, dass am Nachmittag die große Erschöpfung folgen wird.

Die Akzeptanz ist ein essentieller Schritt in die richtige Richtung. So können Sie vielleicht eher Ihrem Körper dafür danken, dass er trotz des ganzen Stresses so funktionsfähig ist. Seien Sie geduldig und freundlich mit sich. Ein weiterer Schritt ist das Setzen der eigenen Grenzen. Legen Sie die Angst ab, was andere von Ihnen denken könnten. Es ist wichtig, dass sie sich eingestehen können, nicht immer guter Laune zu sein. Sie sind nicht verantwortlich dafür, wie sich Ihr Umfeld fühlt. Ihr Umfeld ist in der Lage, sich von Ihnen abzugrenzen. Sie müssen keiner Erwartung entsprechen, weder der eigenen noch der der anderen. Machen Sie sich klar, dass Sie sich die Grenzen setzen. Sie entscheiden, wie viel Sie machen wollen und was Sie anderen bieten können. Es ist Ihre Entscheidung. Äußern Sie Ihren Mitmenschen gegenüber Ihre Grenzen, denn nur durch Transparenz können Sie auf Verständnis stoßen. Trauen Sie sich, Ihre Bedürfnisse anzusprechen. Sie werden Ihr Gegenüber nicht verletzen, irritieren oder vor den Kopf stoßen, wenn Sie ihr oder ihm ruhig und liebevoll mitteilen, was gerade für Sie wichtig ist. Sollte es so sein, dann können Sie mit Sicherheit sagen, dass Sie eventuell den Respekt des Gegenübers verlieren, aber nicht den eigenen. Hier liegt der entscheidende Punkt. Der Fokus liegt in dem Respekt zu Ihnen selbst. Niemand ist wichtiger als Sie selbst. Darüber hinaus können wir uns nur den eigenen Respekt schenken, wenn wir uns selbst vergeben. Es ist kein Zeichen von Schwäche oder Egoismus. Für viele mag es nicht in Ordnung erscheinen, sich selbst zu vergeben, wenn man große oder kleine Fehler begangen hat. Egal, ob die Fehler nur Ihr eigenes Leben betrafen oder auch das der Mitmenschen. Sie werden nur den inneren Frieden erreichen, wenn Sie all Ihre Schuld ablegen.

Studien zeigten, dass man nur erfolgreiche Beziehungen zu seinen Mitmenschen führen kann, wenn man mit sich selbst im Reinen ist.

Wenn die Beziehung zu sich selbst aber geschädigt ist, dann wird es Ihnen auch nicht möglich sein, reine, emotionale Bindungen zu Ihren Liebsten aufzubauen. Dafür bedarf es vierer Aspekte: Verantwortung, Reue, Wiedergutmachung und Erneuerung. Übernehmen Sie die Verantwortung für Ihre Handlungen. Sehen Sie sich selbst und nicht die anderen als Akteur/-in. Diese Einsicht wird Ihnen viele negativen Emotionen in Zukunft ersparen. Versuchen Sie, die Intention Ihres Fehlverhaltens zu erörtern. Was hat Sie dazu geführt, so zu handeln? Lassen Sie das Gefühl der Reue zu. Nur so können Sie in Zukunft Fehler vermeiden, wenn Sie begangene reflektieren und Schuld verspüren. Es geht hierbei nicht darum, diese tagtäglich erneut zu durchleben. Vielmehr sollte die Reue vermehrt in diesem Prozess intensiv thematisiert und dann auch abgelegt werden. Vermeiden Sie Rationalisierungen und lassen Sie Ihre wahren Gedanken und Emotionen zu. Selbstverachtung und Selbsthass sollten hier jedoch keinen Raum finden, denn diese halten Sie bloß in der Vergangenheit fest. Als Nächstes werden Sie den inneren Frieden finden, wenn Sie Geschehenes wiedergutmachen. Entschuldigen Sie sich bei sich selbst oder bei Ihren Mitmenschen für das, wofür Sie sich schämen und Schuldgefühle verspüren. Es ist hierbei nicht relevant, ob die Mitmenschen Ihnen vergeben werden. Sie selbst sollten sich vergeben. Haben Sie Empathie mit sich und Ihren Mitmenschen. Der letzte Schritt der Vergebung besteht darin, einen Weg zu finden, wie die Fehler in Zukunft nicht erneut passieren können. Suchen Sie Maßnahmen, die verhindern können, dass ähnliche Dinge, die Sie nicht wünschen, erneut eintreten werden. Das können Situationen oder Personen sein, die Sie triggern und von denen deshalb besser Abstand genommen werden sollte. Sehen Sie den Prozess als Lernprozess, denn er wird Ihnen helfen, in Zukunft bessere Entscheidungen zu treffen. Auch hier kommen wir zu einem wichtigen Punkt. Tagtäglich werden wir mit Themen, Institutionen oder Personen konfrontiert, die in uns Unbehagen bis zu großer Wut auslösen. Es gibt immer Dinge, die uns aufregen, weil wir sie beispielsweise als nicht fair oder als unverständlich empfinden.

Doch stellen Sie sich die große Frage, ob es sich lohnt, sich aufzuregen und somit negative Emotionen zu evozieren. Ist es die Situation, die Person, das Thema wert, dass Sie sich hinterher schlecht fühlen und weniger Energie haben werden? Keineswegs sollten Sie gleichgültig mit dem Verhalten Ihrer Mitmenschen umgehen, aber vielleicht können Sie einen Weg finden, sich von den Geschehnissen leichter zu distanzieren.

Machen Sie sich bewusst, dass Sie zwar nicht die Welt verändern können und ebenso wenig das Verhalten all Ihrer Mitmenschen beeinflussen können. Doch können Sie für Ihren Teil die Welt beeinflussen, indem Sie auf sich achten und positive Energie bewahren, um Kraft für die wahren Dinge des Lebens zu haben, die die Welt womöglich verändern können. Finden Sie den inneren Frieden mit sich und Ihrer Außenwelt. Lassen Sie sich nicht durch diese Momente aus der Bahn werfen und lassen Sie es nicht zu, dass Sie für Ihre negativen Gedanken verantwortlich sind. Es ist in Ordnung, dass wir nicht alles gerecht finden und wir nicht im Frieden mit diesen Aspekten im Leben sind. Eines können wir uns aber gewähren, und zwar, dass wir in Frieden mit uns selbst sein können. So wird es Ihnen möglich sein, in sich den Frieden zu finden, wenn Sie mal wieder Unbehagen verspüren. Schwierige Situationen können also durch Ihr Wesen, Ihre sichere Basis, gehandhabt werden. Kommen wir nun zum nächsten Aspekt des inneren Friedens, das Loslassen von nicht erfüllten Erwartungen und Hoffnungen. Wir alle kennen dieses Gefühl, wenn wir in der Vergangenheit Pläne geschmiedet haben, wie unser Leben verlaufen soll. Mit 30 möchte ich auf jeden Fall schon Karriere gemacht haben. Meine Eltern waren schon früh verheiratet, also muss ich das auch sein. Alle in meiner Familie haben studiert, das muss ich auch. Bald wird der Tag kommen, an dem ich meinen Traumpartner kennenlernen werde. Satzmuster dieser Art erzeugen Druck, können aber auch Hoffnung in die Zukunft setzen, die noch nicht sichtbar ist. Druck erzeugt es, wenn die Suche nach dem erhofften Tag, der erhofften Situation, lange andauert und deutlich wird, dass die Wunschvorstellung vielleicht auch nie zutreffen wird. Die Hoffnung kann uns beruhigen, Zweifel und Ängste in den Hintergrund zu rücken. Das Wecken von Hoffnungen und Erwartungen lässt uns in einem geschützten Raum. Es ist eine Art von Bewältigungsstrategie, auch Copingmechanismus genannt, um unser Wohlbefinden zu schützen. Das Verdrängen von nicht eingesetzten Ereignissen scheint viel einfacher als das Akzeptieren der Umstände. Das Problem in diesem Verdrängungsmechanismus liegt darin, dass wir dabei in unserer Persönlichkeitsentwicklung stagnieren. Es wird weniger das reflektiert, was passiert ist und was in unseren Händen liegt zu verändern. Vielmehr wird durch diese Strategie versucht, die Kontrolle zu externalisieren. Es ist bequemer und weniger schmerzhaft. Selbstverständlich liegt nicht alles in unserer Kontrolle und das müssen wir auch akzeptieren. Dennoch ist es nicht der richtige Weg, die Kontrolle an die Außenwelt abzugeben, denn es lässt uns nicht wachsen. Was uns weiterentwickelt sind die innere Kraft, der Mut, das Durchhaltevermögen, der Ehrgeiz, unser Verhalten und unsere Gedanken. Den inneren Frieden erreicht man nicht, indem man die Kontrolle abschiebt. Auch nicht, indem man sich ärgert oder wütend ist, dass die Dinge so passiert sind. Man gewinnt ihn durch das Annehmen der Vergangen-

heit, der Akzeptanz des Jetzt und durch das Überdenken, wie wir die Zukunft steuern können. Um
den inneren Frieden zu finden, genügen schon ein
paar Schritte, die viel verändern können. Zunächst
einmal ist es wichtig, dass Sie sich bewusst machen,
was Sie in der Vergangenheit verletzlich gemacht
hat. Welche Ereignisse schmerzen noch immer bei
dem Gedanken an diese? Gab es Erfahrungen, die
Sie haben reifen lassen? Ist dies der Fall, dann hören Sie auf, diesen Erlebnissen Widerstand zu leisten, denn sie gehören zu Ihnen.

Der nächste Schritt liegt in der Erkenntnis, dass
nur Sie sich ändern können und niemand sonst. Es
liegt in Ihrer Verantwortung, die negativen Gedanken zu stoppen, mehr mit sich ins Reine zu kommen. Dafür benötigen Sie eine intakte Beziehung zu
sich selbst. Diese werden Sie nur erreichen, wenn
Sie ehrlich und friedlich mit sich umgehen. Wie in
einer Beziehung zu einem anderen Menschen, sollten Sie sich tagtäglich neu kennenlernen. Wer bin
ich? Was mag ich? Welche Facetten habe ich? Ihre
Persönlichkeit wird nur stagnieren, wenn Sie es
zulassen. Machen Sie sich bewusst, dass Sie eine
Beziehung zu einem anderen Menschen auch nicht

stillstehen lassen würden. Auch hier würden Sie doch nach mehr Erlebnissen suchen, die Sie mit der anderen Person teilen und diese dadurch noch einmal anders kennenlernen. Im letzten Schritt sollten Sie sich bewusst machen, dass Sie ein Individuum sind, das Gewohnheiten liebt. Wir alle würden die Komfortzone präferieren, denn sie bedeutet weniger Stress und weniger Probleme. Sind diese Gewohnheiten wirklich das, was Sie möchten? Hinterfragen Sie, ob es Einstellungen und Prinzipien gibt, die Sie vielleicht nicht glücklich machen oder sogar toxisch für Sie sind? Eigentlich war es für mich immer wichtig, Sicherheit in Form von Geld und Besitz zu haben. In letzter Zeit fällt mir jedoch auf, dass dies nicht die Dinge sind, die mich glücklich machen. Vielmehr genieße ich die Momente mit meinem Partner in der Natur in vollkommener Freiheit.

Den inneren Frieden mit sich zu finden, ist ein langer Weg mit vielen Herausforderungen. Allein der Prozess, aber auch das Ziel werden Ihr Wohlbefinden sowohl psychisch als auch physisch verändern. Sie werden merken, dass sich die negativen Emotionen reduzieren. All Ihre Bedenken und Ängste werden von Zeit zu Zeit weniger. Vertrauen Sie sich selbst.

SELBSTLIEBE: WAS MAG ICH AN MIR? WOFÜR BIN ICH DANKBAR?

Selbstliebe ist die Basis für alles. Dieser Satz kommt Ihnen sicherlich bekannt vor. In Zeiten von Liebeskummer werden wir mit diesem Satz oft konfrontiert. Du musst dich zuerst selbst lieben, bevor du andere lieben kannst. Liebe dich selbst am meisten. Selbstliebe ist alles. Sie werden einen dieser Sätze mit Sicherheit schon in vielen Zeitschriften gelesen haben. Hier stellt sich doch die große Frage: Was bedeutet es überhaupt, sich selbst zu lieben? Wie geht das? Was brauche ich dafür? Es sind viel weniger materielle Dinge oder andere Menschen, die man für die Selbstliebe benötigt. Vielmehr ist es der emotionale Zustand, der einen der Selbstliebe näherbringt. Führen Sie sich vor Augen, dass Sie ein Unikat sind, das unvergleichbar ist. Niemand ist wie Sie und niemand kann Sie ersetzen. Hören Sie auf, sich mit anderen zu vergleichen. Ihre Mitmenschen dienen lediglich zur Inspiration oder zur Bereicherung, aber nicht zur Vollkommenheit Ihres einzigartigen Wesens. Ferner sollte Ihnen bewusst sein, dass keine äußeren Faktoren Sie vollkommen machen. Das Einzige, was Sie vollkommen macht, sind Sie selbst. Setzen Sie sich bewusst mit Situationen auseinander, in denen Sie gespürt haben, dass es dafür nur Sie bedarf. Das können zum Beispiel Momente sein, in denen Sie sich selbst trösten konnten. Machen Sie sich außerdem bewusst, was Sie alles schon im Leben geschafft haben, rufen Sie sich Ereignisse in Erinnerung, die Sie stärker gemacht haben. Es können sowohl positive als auch negative Erlebnisse aufgelistet werden.

Geben Sie sich ruhig öfter einen Push in Ihrem Selbstwert. Worauf können Sie stolz sein? Was kann Ihnen niemand mehr nehmen? Nennen Sie auch die Misserfolge, denn auch diese haben Ihre innere Kraft gestärkt. Das Visualisieren von Selbstbestätigungen ist essentiell für das Erringen der Selbstliebe. Sie werden schnell merken, dass es Ihnen gut gehen wird, wenn Sie beispielsweise jeden Abend drei Erlebnisse des Tages aufschreiben, die gezeigt haben, dass Sie wichtig sind. Ereignisse, bei denen Sie etwas Gutes für jemanden getan haben. Es wird nicht lange dauern und Sie können wieder mehr

Energie tanken. Die positiven Gedanken und Emotionen werden salienter. Ihr Umfeld wird dies schnell bemerken, denn wer von innen strahlt, spiegelt das auch der Außenwelt wider. Betrachten Sie sich auch gelegentlich mal im Spiegel. Stellen Sie sich selbstbewusst hin, Brust raus, Bauch rein. Schenken Sie sich ein Lächeln und sagen Sie ein paar nette Worte zu sich. Nehmen Sie sich so an wie sie sind. Was gefällt Ihnen an Ihrem Körper? Seien Sie liebevoll mit sich.

Diese Übung ist weit entfernt vom Egozentrismus, sondern sie ist vielmehr mit der Offenbarung der eigenen Emotionen verknüpft. Sie werden unabhängig von der Anerkennung Ihrer Mitmenschen, denn Sie können sich selbst schon genug schenken. Danken Sie sich selbst für Ihre Präsenz und Ihr Wesen. Dies mag zunächst komisch erscheinen, doch betrachten Sie Ihr Umfeld und wie oft Sie anderen Menschen danken. Es spricht also nichts dagegen, sich selbst auch zu danken. Sicherlich fragen Sie sich, warum es notwendig ist? Die Antwort liegt nahe: Sie sind der wichtigste Mensch in Ihrem Leben. Schätzen Sie sich wert, danken Sie sich, schenken Sie sich öfter ein Lächeln für das, was Sie oder

Ihr Körper geleistet haben. Nur so geben Sie sich genug Achtung, Energie, Respekt und Anerkennung. Überlegen Sie sich vor dem Schlafengehen, wofür Sie heute dankbar waren. Dankbarkeit ist der Weg zu mehr Glück, Lebensfreude und vor allem Freude an den kleinen Dingen im Leben. Nun kommen wir zu einem sehr wichtigen Thema - die Selbstfürsorge. Vielleicht scheint Sie Ihnen neu oder bekannt. Es ist ganz gleich, denn sie ist wichtiger als wir glauben. Selbstfürsorge lässt uns wieder neu strahlen, steigert unser Wohlbefinden und tut unserer Seele gut.

Nur wer für sich selbst sorgt, kann sich auch um andere sorgen. Auch hier gilt, Sie selbst sind Ihr sicherster Rückzugsort, wenn es zu Stress oder Unbehagen kommen sollte. Für diesen Rückzugsort sollten Sie sorgen, so wie sie es für einen realen Ort tun würden. Ganz genau so, wie Sie Ihren Garten pflegen, die Pflanzen gießen, die Terrasse schrubben oder die Gartenhecke schneiden, benötigt Ihre Seele und Ihr Körper es gleichermaßen. Betrachten Sie die Selbstfürsorge als eine Art von „Akku aufladen" und nehmen Sie sich regelmäßig in der Woche diese Zeit allein für sich. Diese Momente werden

Ihnen die Möglichkeit geben, sowohl die positiven als auch die negativen Gefühle, die Sie die Woche verspürt haben, zu verarbeiten. Jegliche Gedanken können so noch einmal wahrgenommen werden und womöglich auch gefiltert werden. Nun fragen Sie sich bestimmt, wann Sie das denn noch machen sollen, wo Sie schon so nicht wissen, wo Ihnen der Kopf steht. Es bedarf Organisation. Tragen Sie die Verabredung mit sich höchstpersönlich in Ihren Terminkalender ein. Das mag anfangs komisch klingen. Doch andere Termine tragen Sie ebenfalls ein.

Es müssen nicht gleich drei Stunden sein, es genügen auch vielleicht 15 Minuten am Tag. Viele Menschen machen dies in aller Frühe, wenn noch alles schläft. Manch anderer genießt die Stille am Abend oder nutzt die Mittagspause bei einem Spaziergang. Um diesen Termin auch tatsächlich wahrzunehmen, bedarf es das Setzen von Prioritäten. Wie wichtig ist es Ihnen, Freude und Zufriedenheit zu verspüren? Es kann sein, dass Sie dadurch etwa den Termin mit der besten Freundin absagen müssen. Dann ist dies eben der Fall und Sie werden ihr beim nächsten Treffen dafür viel ausgeglichener und gerechter begegnen. Nur so wird es Ihnen gelingen, das innere Gleichgewicht zu finden und die negativen Gedanken zu verabschieden. Vielleicht überlegen Sie gerade, was Ihnen denn guttun würde. Die Arten der Selbstfürsorge sind vielfältig und lassen Ihrer Kreativität freien Lauf. Es kann körperliche Aktivität sein wie Yoga, Sport oder Spaziergänge in der Natur. Aber auch künstlerische Beschäftigungen können ein Balsam für die Seele sein. Dazu gehören das Malen, Basteln, Musizieren, das Singen unter der Dusche, Gedichte oder Geschichten zu schreiben. Klassische Entspannungstechniken wären das autogene Training oder Achtsamkeitsübungen, die man wunderbar im Internet finden kann. Aber auch typische Sonntagsbeschäftigungen, wie ein Bad nehmen und dabei Kerzen anmachen, können guttun. Machen Sie das, wonach Sie sich fühlen und erzwingen Sie keine Aktivität.

Vielleicht ist an manchen Tagen auch der Kaffee im Lieblingscafé bei strahlendem Sonnenschein das Richtige für Sie. Aber auch die kleinen Dinge im Leben können schon wohltuend wirken. Massieren Sie sich doch heute Abend mal die Füße, tragen sich eine Gesichtsmaske und ihr Lieblingsparfüm auf. Gehen Sie an dieser Stelle in sich und schreiben die

Dinge auf, die Sie für sich in nächster Zeit tun wollen. Wie und wann möchten Sie diese praktizieren? Präzisieren Sie Ihren Plan. Wenn Sie die Dinge durchgeführt haben, können Sie sie abhaken. Das verstärkt das Erfolgserlebnis. Zudem können Sie auch notieren, wie Sie sich nach Ihrer Auszeit gefühlt haben. Dies kann Ihnen dabei helfen, die Wirkung dieser Praktiken noch mehr zu realisieren.

UMGANG MIT NEGATIVEN GEDANKEN

Bevor wir verschiedene Aspekte des Prozesses, wieder glücklicher zu werden, kennen lernen, kommen wir zunächst zu Strategien, die Sie verwenden können, wenn Sie akut depressiv verstimmt sind. Diese Strategien sind lediglich Vorschläge und kein Muss. Sie selbst müssen herausfinden, welche Ihnen helfen, wenn Sie mal wieder in einer Situation sind, in der Sie nicht wissen, wo Ihnen der Kopf steht. Wir sind alle Individuen und jeder reagiert anders. Dem oder der einen wird die eine Strategie helfen, dem anderen nutzt sie leider überhaupt nicht. Manchmal ist es die Kombination verschiedener Strategien, die einen großen Effekt hat.

• Schließen Sie die Augen, nehmen den Moment wahr und versuchen Sie sich darauf zu konzentrieren, alles um sich herum auszublenden. Bleiben Sie in dieser Position für fünf Minuten und bewegen Sie sich so wenig wie möglich.

• Zählen Sie fünf Dinge auf, die Sie gerade hören. Nennen Sie vier Dinge, die Sie gerade sehen. Welche drei Düfte können Sie gerade riechen? Sagen Sie sich laut vor, was Sie mit Ihren Füßen berühren und was mit Ihren Händen. Was schmecken Sie gerade? Diese Übung kann sie wieder erden, wenn sie gerade entweder zu wenig spüren oder völlig überreizt sind.

• Egal, wo Sie gerade sind und wie Sie gerade aussehen, laufen Sie die Treppe so schnell hoch wie Sie können. Wiederholen Sie es, bis Sie an Ihre Grenzen kommen.

• Schnappen Sie sich Ihre bequemsten Schuhe und verlassen Sie das Haus. Gehen Sie eine Runde um den Block und nehmen Sie die Natur wahr. Auch wenn Sie keinen schnellen Zugang zur Natur haben, suchen Sie einen Baum aus. Stellen Sie sich vor ihn und betrachten seine Blätter, die durch den Wind wehen.

• Verlassen Sie den Raum, der Sie gerade stresst. Setzen Sie sich in eine ruhige Ecke und sagen sich ein Mantra vor. Sie können sich zum Beispiel zehnmal aufsagen: Ich bin genug. Ich habe genug. Ich tue genug.

• Richten Sie Ihre Aufmerksamkeit auf Ihren Atem. Atmen Sie drei Sekunden ein und zwei Sekunden aus. Wiederholen Sie es, bis Sie sich wieder beruhigt haben. Den eigenen Atem zu spüren, kann sehr entspannend wirken. Zudem können Sie diese Übung auch problemlos unterwegs durchführen.

• Treffen Sie sich mit einer Person, die Sie voll und ganz verstehen kann. Seien Sie mit dem Menschen zusammen, der Ihnen gerade guttut.

• Denken Sie an etwas Schönes. Nutzen Sie Träume oder Illusionen, um in Ihrem Kopf ein positives Bild zu kreieren. Das kann zum Beispiel die Vorstellung an eine Blumenwiese sein. Konzentrieren Sie sich auf jedes Detail. Wie soll die einzelne Blume aussehen? Welche Farben sind auf der Wiese präsent?

• Schreiben Sie alle Gedanken und Gefühle in Ihr Tagebuch. Die Gedanken wird niemand lesen, also seien Sie ehrlich und schreiben Sie wirklich alles auf, was Sie gerade fühlen. Niemand wird und kann sie verurteilen.

• Speichern Sie sich im Handy Bilder ab, die Sie beruhigen oder glücklich machen. Das können Naturaufnahmen sein oder ein Bild des geliebten Kindes.

• Schreiben Sie zehn Worte auf, die positiv sind und gute Laune evozieren. Worte können unsere Gefühle beeinflussen. Das können zum Beispiel folgende Worte sein: Urlaub, Sonne, Meer, Spaß, Gartenfest, Liebe, Hoffnung.

• Suchen Sie Ihren Lieblingsort auf und lassen Sie Ihre Gedanken schweifen. Für manche ist es das sonnige Plätzchen im Garten. Andere bevorzugen geschützte Orte wie den Wald oder setzen sich an ein Flussufer und beobachten die Enten, die auf dem Wasser schwimmen.

• Setzen Sie sich in den Park auf eine Bank und beobachten Sie die Menschen um sich herum. Besonders Kinder haben eine beruhigende Wirkung, denn diese nehmen sich all die Zelt der Welt, um die kleinen Details der Umgebung zu erkunden. Daran sollten Sie sich ein Beispiel nehmen.

- Machen Sie Ihr Lieblingslied an und tanzen Sie so verrückt, wie Sie nur können.
- Malen Sie ein Bild mit all den Farben, nach denen Sie sich gerade fühlen. Es kann auch nur ein Schwarz-Weiß-Bild sein, weil Ihnen gerade danach ist. Manchmal hilft es aber auch, sich zu zwingen, etwas Buntes zu malen, wenn man nur das Schwarze verspürt.
- Auch wenn Ihnen gerade nicht danach ist, zwingen Sie sich zu einem Lächeln. Es ist wissenschaftlich bewiesen, dass man dadurch sein eigenes Gehirn austrickst und Glückshormone freigesetzt werden.

ALLTAG ALS ÜBUNG

Es benötigt nicht mehr als Sie selbst, um im Alltag zufriedener zu sein. Ein Urlaub, eine Reha oder eine Auszeit sind zwar sinnvoll, aber nicht unbedingt immer notwendig, um das Leben aktiv zu verändern. Der Alltag ist die beste Übung, um dem großen Ziel näherzukommen. Es beginnt mit den kleinen Dingen im Alltag, die schon viel bewirken können, auch wenn es paradox erscheinen mag. Zunächst sollte der Fokus darauf liegen, Dankbarkeit zu entwickeln. Machen Sie sich bewusst, welche kleine und auch große Dinge Sie besitzen. Zu den kleinen würden zum Beispiel die frischen Blumen auf dem Esstisch zählen, zu den großen Ihre Familie. Seien Sie für den Tag dankbar, dass er vielleicht ohne ein Problem verlaufen ist. Machen Sie es zum Ritual, abends alles hinunterzuschreiben, wofür Sie dankbar sind. Sollten Sie ein Problem haben, dann verschwenden Sie nicht Ihre Energie mit bloßem Grübeln. Nehmen Sie sich stattdessen Stift und Zettel zur Hand und schreiben Sie alle Optionen auf, die möglich wären, um das Problem zu lösen. Das Problem kann also weniger zur Sorge werden, sondern zur Optimierung des eigenen Handelns führen.

Suchen Sie weiterhin das Gute in jeder Situation. Fehler können als Lernerfahrung und Hindernisse als Herausforderung betrachtet werden. Findet man auf dem Rückweg nach Hause keinen Parkplatz vor der Wohnungstür, gibt es zwei Möglichkeiten damit umzugehen. Entweder man ärgert sich, ist schlecht gelaunt oder man sieht es als Chance, noch einmal durchzuatmen und einen kleinen Spaziergang für sich zu haben, bevor man nach

Hause geht. Es ist eine gute Übung, um flexibel in seinen Gedanken zu werden. Manchmal kommt es anders als man es erwartet hatte und wenn die Positivität demgegenüber beständig bleibt, wird es zu keinem Problem. Möchte man seinen Lieblingskuchen backen, aber im Supermarkt sind die Zutaten ausverkauft, so sieht man es als Chance, etwas Neues auszuprobieren. Der vermeintliche Ärger hindert sie nur daran, sich selbst neu zu entdecken.

Vielen hilft es, die neu entdeckten positiven Seiten des Wesens der Außenwelt zu präsentieren. Das geht ganz einfach beim Einkauf, Restaurantbesuch oder im Fahrstuhl. Grüßen Sie den oder die Verkäufer/-in, wünschen Sie ihr oder ihm einen schönen Tag beim Verabschieden oder halten Sie einem Menschen die Tür auf. Nehmen Sie sich täglich vor, mindestens eine dieser Taten in Ihren Alltag zu integrieren. Sie werden schnell merken, dass das Schenken eines Lächelns nicht nur für die Person gegenüber wohltuend ist, sondern auch für Ihre eigene Seele und damit Ihre Gesundheit. Nun kommen wir zu einem wichtigen Punkt, der in labilen Phasen viel Einfluss auf uns nehmen kann. Jeden Tag werden wir mit Nachrichten konfrontiert: auf dem Handy, im Fernsehen, in der Zeitung. Es ist wichtig, informiert zu sein, aber kennen Sie die richtige Dosis. Sollten Sie bemerken, dass es Ihnen immer schlecht geht, nachdem Sie Zeitung gelesen haben, so schränken Sie die Menge der negativen Artikel ein. Wählen Sie eine bestimmte Anzahl aus, die Sie täglich lesen wollen.

Lassen Sie nicht zu, dass Ihr Gehirn nur mit dem Schlechten in der Welt durchflutet wird. Wir werden das Negative auch in unserem Alltag nicht umgehen können. Es kann allein das Bürogebäude sein, in dem Sie arbeiten und an dieser Situation können Sie nichts ändern. Aber Sie können die Situation optimieren, indem Sie es sich so schön wie möglich machen. Das kann zum Beispiel ein Bild Ihrer Familie auf dem Schreibtisch sein, das Ihnen beim Betrachten ein Lächeln auf die Lippen zaubert. Auch das Umfeld und andere Menschen können hier einen positiven Effekt ausüben. Zwar ist das Bürogebäude architektonisch sehr dunkel und wirkt deprimierend, aber Ihr Arbeitskollege hingegen strahlt viel mehr als dies aus. Warum mögen Sie die Person? Welche positiven Eigenschaften hat sie? An manchen Tagen kann es sein, dass man einfach nichts findet, was einen positiv stimmt. In diesen Momenten kann es helfen, sich positive Erinnerungen ins Gedächtnis zu rufen. Dies kann eine Erinnerung an einen schönen Sommertag, eine lustige Situation oder ein persönlicher Erfolg sein. In „schwarzen Zeiten" können Sie sich also vergegenwärtigen, dass Sie Momente der Lebensfreude verspüren können. Manchmal unterstützen uns auch Erinnerungen daran, was wir für andere Menschen geleistet haben und warum andere dankbar waren, um wieder in Einklang mit uns selbst zu kommen. Vielleicht haben Sie gar nicht bemerkt, dass Ihre Nachbarin sehr wertschätzt, dass Sie sich mehrfach in der Woche nach ihrem Befinden erkundigen. Für Sie ist es kein bewusster Akt, aber für die alte Dame bedeutet es hingegen sehr viel zu wissen, dass sich jemand um sie sorgt. Suchen Sie auch hier bewusst Schätze, die Ihren Alltag bereichern. Die kleinen Dinge im Alltag werden Ihnen mehr Freude und Zufriedenheit bereiten.

JEDEN MORGEN EIN NEUES LEBEN

Schon Friedrich Schiller sagte: „Jeder Tag ist eine neue Chance, das zu tun, was du möchtest." Sie können jeden Tag als Neuanfang betrachten, ein glücklicheres Leben zu führen. Auch wenn vielleicht die Vergangenheit nicht Ihren Vorstellungen entsprach, so können Sie noch morgen damit anfangen, einen Weg in die richtige Richtung zu wagen. Begreifen Sie, dass Sie trotz Schicksalsschlägen dazu in der Lage sind, Ihr Glück zu optimieren. Das Leben ist dazu da, um es selbst zu bestimmen und zu gestalten. Manchmal dauert es etwas länger, bis man die Einsicht gewinnt und den Weg beschreitet. Aber auch hier gilt: besser spät als nie.

Lassen Sie sich dabei nicht durch andere Menschen verunsichern, horchen Sie in sich hinein, wie Sie den morgigen Tag verändern wollen. Verlieren Sie sich jedoch nicht beim Erreichen des Ziels dabei, das Große und Ganze zu vergessen. Nicht nur das Ziel, glücklich zu sein, ist essentiell für den Prozess, sondern auch die kleinen Schritte, jeder einzelne Tag. Dazu gehören nicht nur Erfolge, sondern auch die Misserfolge, die Sie wachsen lassen. Verlieren Sie dadurch nicht die Motivation, den Weg weiterzugehen. Es ist wichtig, Durchhaltevermögen und Willen zu zeigen. Sprechen Sie sich selbst zu, dass Sie es schaffen werden. Wenn nicht heute, dann eben morgen. Verabschieden Sie sich von Ihren Gewohnheiten. Wir Menschen lieben Gewohnheiten, sie geben uns Sicherheit und benötigen weniger Kraft. Es ist schwierig, seine Rituale zu verabschieden, denn es bedeutet das Verlassen der Komfortzone. Sie werden aber nur Ihr Potenzial erkennen können, wenn Sie auch etwas Neues wagen. Nur so lernen sich Menschen auf eine andere Art und Weise kennen.

Eine enorme Rolle bei der Veränderung spielen aber auch die kognitiven Strukturen. Wer der Meinung ist, etwas nicht schaffen zu können, der wird es auch nicht schaffen. Nur wer an sich selbst glaubt, der setzt Worte auch in Taten um. Äußern Sie Ihre Träume und Wünsche also selbstbewusst und erinnern Sie sich immer wieder an diese in Momenten der Selbstzweifel. Es wird schlichtweg nie den perfekten Tag geben, an denen angefangen werden kann, das Leben zu verändern. Das Vorhaben aufzuschieben ist lediglich ein Schutzmechanismus, um in der Komfortzone zu bleiben. Es wird nie perfekt in den Terminkalender passen.

MEDITIEREN ALS SCHLÜSSEL

Schon lange ist bekannt, dass Meditation als Schlüssel gegen Ängste und Grübeln gilt. In einer Studie, von Ramel und Kollegen im Jahre 2004, konnte gezeigt werden, dass durch einen achtwöchigen Meditationskurs affektive Symptome wie Angstzustände und Depressionen gemindert werden konnten. Die Probanden waren Patienten mit Stimmungsschwankungen, die nach dem Kurs in der Lage waren, ihre dysfunktionalen Denkstrukturen zu regulieren. Meditation kann als zuverlässiger Begleiter verwendet werden, der uns aus jeglichen schwierigen Situationen bringen kann, wenn man sie regelmäßig praktiziert. Meditieren schenkt uns neue Kraft und führt uns zurück auf den Boden der Tatsachen. Das Gute daran ist, dass jeder meditieren kann, egal wie alt, wie fit und wie schwer er ist. Sie werden schnell bemerken, welchen wohltuenden Einfluss die Meditation auf Ihren Körper und Ihre Seele hat. Das Einzige, was Sie dafür benötigen ist Zeit. Am besten ist es, wenn man die Meditation täglich anwendet. Denn nur durch die Routine kann sie Wunder bewirken. Praktizieren Sie diese nur in schlechten Zeiten, wird sie Ihnen auf Dauer keinen Zufluchtsort bieten. Sie werden Ihren Körper, Ihre Seele und Ihren Geist auf ganz neue Weise kennenlernen. Lassen Sie sich auf das Unbekannte ein und stehen Sie sich dabei nicht selbst im Weg. Sie werden sich so nahe kommen wie noch nie. Im Mittelpunkt dieser Methode steht das Erleben von Kontrolle über sich selbst. Mit ihr wird es Ihnen mit der Zeit möglich sein, Ihre Gedanken zu kontrollieren. Es bietet Ihnen die Gelegenheit, Ihr Leben in den Griff zu bekommen und das auf sanfte Art und Weise.

In der Meditation sind Sie im „Hier und Jetzt". Nicht bei den Themen, die Sie in der Vergangenheit beschäftigt haben, nicht mit den Gedanken beim morgigen Tag. Sie dürfen währenddessen einfach nichts tun und das ist die große Kunst. Versuchen Sie, nur den gegenwärtigen Moment zu erleben und nicht mit Ihren Gedanken abzudriften. Sollte dies der Fall sein, was zu Beginn mit hoher Wahrscheinlichkeit passieren wird, so nehmen Sie sich einfach beim nächsten Atemzug vor, die Gedanken bildlich wegzuschieben. Es sollte jedoch kein Zwang sein, sondern mit Behutsamkeit gehandelt werden. Meditation fordert also so gesehen wenig, doch das Nichtstun kann die allerschwerste Aufgabe eines Individuums auf dieser Welt sein. Doch nur so können Sie Stabilität und das innere Gleichgewicht in Ihrem eigenen Wesen finden. Noch heute können Sie starten. Suchen Sie sich einen ruhigen und harmonischen Ort. Ziehen Sie sich bequeme Kleidung an und nehmen Sie sich ein Kissen oder eine dicke Decke zum Unterlegen zu Hilfe. Schalten Sie jegliche Geräte um sie herum aus, vor allem das Mobiltelefon. Nichts und niemand sollte Sie in diesem Moment aus dem Konzept bringen können. Nehmen Sie sich einen Wecker dazu, den Sie zu Anfang auf fünf Minuten stellen und mit der Zeit immer höher. Dann setzen Sie sich im Schneidersitz gerade hin. Verlängern Sie Ihre Wirbelsäule, soweit Sie können. Ihre Hände liegen auf Ihren Knien. Schließen Sie die Augen. Dann ist es an der Zeit, drei tiefe Atemzüge zu nehmen. Atmen Sie in drei Zeiten ein und in drei wieder aus. Sie können gerne mit der Nase ein- und mit dem Mund ausatmen. Beobachten Sie Ihren Atem und kommen Sie auf ihn zurück, wenn Sie bemerken, dass Sie sich im Gedankenkarussell befinden. Lassen Sie die Augen geschlossen. Bleiben Sie die ganze Zeit dabei, auch wenn es Ihnen schwerfällt. Warten Sie mit jeglicher Bewegung, bis der Wecker klingelt. Dann kehren Sie wieder zurück, öffnen langsam die Augen und bewegen Ihre Hände. Am besten praktizieren Sie die Meditation regelmäßig am gleichen Ort zur selben Zeit.

AKZEPTANZ

Es ist eine große Kunst, Zustände zu akzeptieren und sie nicht weiter ändern zu wollen. Nicht jedem fällt es leicht, schlechte Laune beispielsweise anzunehmen und die Konsequenzen wie Selbstfürsorge zu tragen. Es gibt viele Frauen, die unter dem klassischen prämenstruellen Syndrom, kurz PMS, leiden. Einige haben Schmerzen in der Bauch- und Rückenregion, andere Frauen werden innerlich aufgewühlt, ängstlich, traurig, depressiv. Oftmals ist das PMS vorhersehbar, da es einige Tage vor der Regel eintritt. So übertrieben es klingen mag, aber es hilft, sich von Zyklus zu Zyklus diese Tage im Terminkalender einzutragen. An diesen Tagen sind

Sie verhindert, sich mit Problemen anderer auseinanderzusetzen. Diese Zeit gehört nur Ihnen, denn Sie können in erster Linie nur anderen beiseitestehen, wenn Sie auf sich selbst aufpassen. Manchen Frauen hilft es, sich in dieser Zeit vollkommen zu isolieren, die Mahlzeiten allein zu sich zu nehmen, sich von sozialen Kontakten zu distanzieren. Wenn Sie sich einfach nicht danach fühlen, tiefe Gespräche zu führen, zu lachen, dem Gegenüber zuzuhören, dann nehmen Sie sich einfach an diesen Tagen zurück. Kommunizieren Sie Ihrem sozialen Umfeld, dass es eben gewisse Tage im Monat gibt, wo es Ihnen nicht gut geht, Sie sehr sensibel sind und Zeit für sich selbst brauchen.

Es könnte auch hilfreich sein, sich auf diese Tage ein wenig vorzubereiten. Wenn Sie wissen, dass Sie an diesen Tagen kaum Antrieb haben, dann kochen Sie vor, so dass Sie sich an den schlechten Tagen auf das bereits zubereitete, nahrhafte und gesunde Essen freuen können. Gönnen Sie sich an diesen Tagen mehr Pausen. Es genügt schon, sich auf einen Stuhl zu setzen, alles um Sie herum zu vergessen und die Augen zu schließen. Versuchen Sie, an solchen Tagen nicht Vollgas zu geben, bewahren Sie Ihre Energie über den Tag, damit Sie nicht am Ende vollkommen erschöpft sind. Die volle Funktionsfähigkeit können Sie sich an den Tagen der guten Laune und der positiven Energie beweisen. Dieser zuvor beschriebene Schritt ist eine bewusste Strategie, wie Sie mit schlechten Tagen umgehen. Akzeptieren Sie Ihren emotionalen Zustand und vermeiden Sie dadurch, dass Sie am Ende des Tages vollkommen ausgelaugt sind. Denn es ist an manchen Tagen oder auch Wochen eben so, wie es ist.

Manche Dinge oder Zustände kann man nicht immer ändern. Durch jede Form von Widerstand gegen Ihren eigenen Körper wird Leid hervorgerufen. Das darf nicht sein. Warum gerade heute? Warum eigentlich ich? Es ist leider reine Zeitvergeudung, nach den Ursachen für den Zustand zu suchen. Denn auch, wenn Sie Stunden darüber grübeln, warum es Ihnen gerade so geht, wie es Ihnen geht, werden Sie keine klare Antwort finden. Unser Körper und unser Gemütszustand sind kein Algorithmus. Es gibt keinen Schuldigen oder Verantwortlichen für Ihr Leid, auch wenn es ein natürlicher Mechanismus des Menschen ist, nach einem

„Warum" zu suchen. Wenn wir nicht lernen zu akzeptieren, erzeugen wir immer mehr innere Spannungen, ähnlich wie wir es bei unterdrückten Emotionen tun. Dies hat nicht nur psychische, sondern leider auch körperliche Folgen, wie wir zu Beginn des Buches festgestellt haben. Psychologische Studien haben gezeigt, dass Menschen, die viel Widerstand verspüren, weniger kognitive Leistungen haben. Widerstand hat also für den Körper eine ähnliche Funktion wie Stress und wie wir bereits wissen, macht Stress krank. Stattdessen können Sie sich in diesen Situationen des Unbehagens vor Augen führen, dass diese Tage vorübergehen werden. Es ist in Ordnung, sich in diesen Momenten so zu fühlen, lassen Sie alles raus. Weinen Sie, seien Sie wütend und verurteilen Sie sich nicht dabei.

Es mag paradox klingen, doch das Zulassen des Zustands kann entspannend wirken. Versuchen Sie, den Zustand mal aus der Vogelperspektive zu betrachten, nehmen Sie die Rolle des Beobachters ein. Betrachten Sie die Gedanken als Ereignisse, die kommen und wieder verschwinden. Diese Ereignisse sollten nicht interpretiert werden, sondern einfach hingenommen werden. Es wird Ihnen jeglichen

Druck nehmen.

ENTSCHEIDUNG, POSITIV ZU DENKEN

Viele Menschen suchen im Selbstmitleid Ihren Weg, das Leben zu beschreiten. Sie können einfach nichts dafür, dass die Beziehungen zu ihren Mitmenschen nicht intakt sind. Der Job langweilt sie und es ist ja klar, dass sie nicht Karriere machen können, sondern der nette Kollege im Nachbarbüro dies übernimmt. Andauernd sind sie geplagt von Rückenschmerzen, Migräne oder Nackenverspannungen. Es macht ja sowieso keinen Sinn abzunehmen, denn die Zahl auf der Waage bleibt so, wie sie vor ein paar Wochen war. Genau diese Denkmuster sind toxisch, denn sie geben die Verantwortung an jemand anderen ab. Das Gefühl, dass man sein Leben nicht in der Hand hat, macht unzufrieden. Es fühlt sich an, als sei man sinnlos und habe keinen Einfluss auf die Geschehnisse. In gewisser Weise hat das Individuum auch keinen Einfluss auf die Dinge, die passieren. Aber es kann ihm gelingen, eine Kontrolle über seine Gedanken zu haben. Das Ziel ist es, ein positives Mindset zu schaffen. Es bedeutet nicht, alles zu beschönigen und durch die rosarote Brille zu betrachten. Vielmehr steckt hinter dem Begriff, Dinge anzunehmen und zu versuchen das Beste aus der Situation zu kreieren. Es mag vielleicht spirituell klingen, aber so ganz unrecht hatte Richard Zoozmann nicht. In seinen Gedichten sagt er: „Es huscht das Glück von Tür zu Tür, klopft zaghaft an: wer öffnet mir?" Wir müssen zulassen, dass das Glück uns erreichen kann. Dies gelingt uns nur, wenn wir offen dem Glück begegnen. Hier der Appell, entscheiden Sie sich dafür, die positiven Gedanken den negativen vorzuziehen. Sie können wählen, ob Sie sich selbst erniedrigen oder das Schöne in Ihnen sehen. Auch Sie können entscheiden, ob Sie mit einem Lächeln durch die Straßen laufen oder grimmig dreinschauen. So wie Sie die Welt betrachten, so wird Sie Ihnen auch begegnen. Bemerkt Ihr Umfeld, dass es Ihnen gut geht, Sie im Reinen mit sich sind und Positivität ausstrahlen, so wird Ihnen auch mehr zugetraut. Es ist Ihnen also möglich, so zu sein, wie Sie sein wollen, wenn Sie das richtige Mindset haben. Eine Studie von Tsujita im Jahre 2011 zeigte, dass Lächeln einen positiven

Effekt auf die Psyche hat. Die Probanden wiesen nach den Lächel-Übungen eine bessere Stimmung auf und dies hatte positive Auswirkungen auf das familiäre Miteinander. Ihre Denkweise ist das Ergebnis dessen, was Sie denken und fühlen. Wir wissen, dass die Denkweise Konsequenzen auf unser Handeln, unsere Ausstrahlung und Kommunikation mit unseren Mitmenschen hat. Genau deshalb ist es so wichtig, dort anzusetzen und da den ersten Schritt der Veränderung zu wagen. Stehen Sie dem Leben positiv gegenüber. Haben Sie weniger Misstrauen, stattdessen mehr Vertrauen in das Leben.

Unsere Denkweise ist der Ursprung unseres Glücks. Woran du denkst, das wirst du sein. Wonach du strebst, das wirst du werden. Woran du glaubst, das wirst du erben. - Carl Peter Fröhling - Lesen Sie sich dieses Gedicht mehrfach durch und verinnerlichen Sie es sich tagtäglich. Nur wer trainiert, der kann sein Ziel erreichen - ähnlich wie beim Muskelaufbau. Verabschieden Sie sich von dem Gedanken, dass Sie von heute auf morgen mit einem neuen Mindset aufwachen. Ein Muskel wächst auch nur, wenn er mehrmals in der Woche trainiert wird. Glück kann man nicht finden, man kann es jedoch kreieren. Nehmen Sie sich die Macht, Ihre Gedanken zu steuern. Lassen Sie sich nicht von Ihrem Ego abhalten, das uns versucht zu beirren. Du schaffst das sowieso nicht. Du bist eben das schwarze Schaf. Alles ist doof. Genau diese Denkmuster entsprechen Ihrem Ego, das Ihnen einen Strich durch die Rechnung ziehen will. Gehen Sie diesem mit positiven Affirmationen entgegen. Ich kann selbst bestimmen, ob ich glücklich bin. Ich bin zufrieden, wenn ich es will. Ich bin stark genug, um alles zu schaffen. Probieren Sie es mit Sätzen, die sich für Sie gut anfühlen. Manche triggern Sie womöglich und sind nicht für Sie geeignet. Sind Sie vielleicht eher eine stille Person, dann wird ein Satz wie „Ich schreie alles aus meiner Seele, wenn mir danach ist", in Ihnen keine Resonanz auslösen. Das sind Sie nicht und Sie fühlen sich damit auch nicht wohl. Finden Sie selbst raus, welche Affirmationen realistisch für Sie sind und Sie voranbringen. Diese Affirmationen repräsentieren sozusagen dann das neue Denkmuster, das sich gut anfühlt. Stellen Sie sich jeden Morgen aufs Neue die Frage, warum Sie heute glücklich sein wollen. Wenn Sie diese Erkenntnis haben, werden Sie einen Wendepunkt in Ihrem Leben erreichen können.

Ausblick

Dieses Buch wurde mit der Intention verfasst, Menschen zu inspirieren und sich selbst oder auch die Mitmenschen besser zu verstehen. Es dient der Motivation, sich um seine mentale und damit verbundene körperliche Gesundheit zu sorgen. Das Ziel liegt darin, wieder mehr Momente der Lebensfreude und Zufriedenheit zu verspüren und gleichzeitig die negativen Gedanken zu stoppen. Jeder Tag sollte den Menschen bereichern, indem er Frieden, Liebe und innere Ruhe mit sich selbst erzeugt. Legen Sie destruktive Denkmuster, schlechte Gewohnheiten und Unterdrückung der eigenen Emotionen ab, um sich so näherzukommen. Um dieses Ziel zu verfolgen, bedarf es Übung und Zeit. Haben Sie Geduld mit sich selbst. Egal, wie lange Sie schon leiden, Sie nach dem Glück suchen oder wie viel Sie schon ausprobiert haben, bleiben Sie dabei und geben Sie die Hoffnung nicht auf. Unterstützen Sie sich selbst, indem Sie noch heute damit anfangen, darüber nachzudenken, was Sie ändern wollen und wie Sie dies umsetzen können. Das Buch wird Ihnen immer ein Begleiter sein. Möge es Sie auf diesem Weg der Positivität prägen.

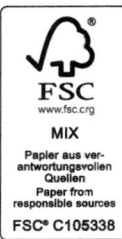

Herstellung und Verlag:

BoD – Books on Demand, Norderstedt

ISBN: 9783751958295

1. Auflage

Kontakt: Psiana eCom UG/ Berumer Str. 44/ 26844 Jemgum

Covergestaltung: Fenna Larsson

Coverfoto: depositphotos.com